Seydou Amadou TRAORE

Cobertura da vacinação BCG, VAR1 e Penta3 em crianças dos 0-23 meses de idade

AF302003

Seydou Amadou TRAORE

Cobertura da vacinação BCG, VAR1 e Penta3 em crianças dos 0-23 meses de idade

Factores determinantes da vacinação de rotina

ScienciaScripts

Imprint

Any brand names and product names mentioned in this book are subject to trademark, brand or patent protection and are trademarks or registered trademarks of their respective holders. The use of brand names, product names, common names, trade names, product descriptions etc. even without a particular marking in this work is in no way to be construed to mean that such names may be regarded as unrestricted in respect of trademark and brand protection legislation and could thus be used by anyone.

Cover image: www.ingimage.com

This book is a translation from the original published under ISBN 978-620-6-70671-7.

Publisher:
Sciencia Scripts
is a trademark of
Dodo Books Indian Ocean Ltd. and OmniScriptum S.R.L publishing group

120 High Road, East Finchley, London, N2 9ED, United Kingdom
Str. Armeneasca 28/1, office 1, Chisinau MD-2012, Republic of Moldova, Europe
Printed at: see last page
ISBN: 978-620-7-76347-4

Copyright © Seydou Amadou TRAORE
Copyright © 2024 Dodo Books Indian Ocean Ltd. and OmniScriptum S.R.L publishing group

Sessões de assinatura

Dedico este trabalho a :

Meu falecido pai: gostaria que tivesses podido estar presente para ver os resultados da educação
e dos valores que nos deste. Descansa em paz, pai.

As minhas mães: obrigado por todo o amor que me dão;

Meus irmãos e irmãs: o vosso apoio incondicional permitiu-me realizar este trabalho;

A minha mulher: que este emprego nos ajude a continuar a nossa maravilhosa vida familiar;

Agradecimentos

Em primeiro lugar, dou graças a Deus, o Todo-Misericordioso, o Misericordiosíssimo, que está no

princípio e no fim de todas as coisas, e agradeço-Lhe todas as bênçãos sem as quais ninguém poderia

existir. Rezo pelo Seu amado, o selo dos profetas, a melhor das criaturas, Maomé (pbuh), pela sua família, pelos seus nobres companheiros e por todos os que o seguirão até ao fim dos tempos.

Gostaria de expressar os meus sinceros agradecimentos :

Ao nosso orientador: Prof. Hamadoun SANGHO, Professor de Saúde Pública, Medicina Preventiva, Diretor do Departamento de Ensino e Investigação em Saúde Pública. Aceitou supervisionar este trabalho apesar das suas muitas obrigações. Gostaríamos de expressar a nossa sincera gratidão por tudo o que fez por nós.

Ao nosso co-orientador: Dr. Cheick Abou COULIBALY, MD, MPH,

Epidemiologia, Professor Auxiliar de Epidemiologia no Departamento de Ensino e Investigação em Saúde Pública. Obrigado por ter aceitado acompanhar-nos ao longo deste trabalho. A sua determinação e os seus conselhos preciosos permitiram-nos alargar consideravelmente os nossos conhecimentos. Aceite a expressão da nossa mais profunda gratidão.

Aos membros do Júri :

Pr Ousmane TOURE, Diretor da Investigação em Saúde Ambiental.

Caro Maitre, Aceitou ser Presidente do Júri desta obra apesar das suas múltiplas tarefas, dirigimos-lhe o nosso sincero agradecimento por tudo e recebemos aqui a expressão da nossa profunda gratidão.

Dr. Birama Apho LY, Professor Sénior de Saúde Pública e Comunitária, Diretor do Centro de Análise Sahel-Saharan na Ecole de Maintien de la Paix.

Caro Maitre, apesar dos seus muitos afazeres, aceitou fazer parte do Júri desta obra e gostaríamos de expressar a nossa sincera gratidão por tudo o que fez por nós.

A todo o pessoal docente do Departamento de Ensino e Investigação em Saúde Pública: pela sua generosidade e pela grande paciência que demonstraram apesar das suas responsabilidades académicas e profissionais. Obrigado pelo vosso ensino.

A toda a equipa do Distrito Sanitário de Mopti: Dr. Issa DIARRA,
Ginecologista/Obstetra e Médico Chefe do Distrito, obrigado pela vossa franca colaboração.

O médico de apoio do SIS/PEV/SE, os agentes do IMR/Vigilância e do SIS agradecem o vosso apoio e voltam a agradecer.

À Turma 10: Gostaria de estender os meus mais sinceros agradecimentos aos alunos da Turma 10M2 do Mestrado em Saúde Pública durante os dois anos de formação, particularmente pela sua coragem, espírito de equipa e generosidade.

A todos aqueles que me apoiaram durante os meus anos de estudo, de longe e de perto, e em particular à minha família em geral, e uma menção especial à minha querida esposa pelo seu encorajamento, paciência, apoio moral e orações em meu nome; encontram aqui, através deste modesto trabalho, a expressão da minha profunda gratidão.

Resumo

Introdução: O Distrito Sanitário de Mopti está ciente de alguns dos factores que influenciam a sua cobertura vacinal, que raramente são medidos na população em geral. [[1]. Quando estes factores são significativos, muitas crianças não são vacinadas, o que leva a complicações. O objetivo do estudo foi investigar os factores que influenciam a baixa cobertura vacinal BCG, VAR1 e Penta3 em crianças dos 0-23 meses de idade no distrito sanitário de Mopti em 2021.

Metodologia: Realizámos um estudo transversal descritivo, recolhendo informação de 280 mães seleccionadas que foram questionadas sobre os serviços prestados pelo serviço de imunização, as vacinas recebidas pela criança antes dos dois anos de idade e as razões para a imunização incompleta, através de um questionário. Foi efectuada uma análise de regressão logística multivariada backward para as variáveis quando p < 0,2 na análise univariada, utilizando o software SPSS. Uma associação foi significativa quando p < 0,05.

Resultados: A taxa de vacinação completa foi de 53,08%, variando entre 94% para a BCG, 79% para a vacina VAR1, 26% para a vacina VAR2, 103% para a vacina Penta1 e 83% para a vacina Penta3. A análise mostrou que as mães que passaram mais tempo no centro de vacinação (P=0,686), que faltaram a certas sessões de vacinação (P=0,357) e que foram informadas da falta de consumíveis (P=0,161) foram significativamente associadas à incompletude da vacina.

Conclusão: A integralidade da vacinação foi inadequada, apesar dos bons conhecimentos das mães sobre a vacinação.

Palavras-chave: Cobertura vacinal, factores associados, PEI, distrito, Mali

Lista de acrónimos / Abreviaturas

OMS: Organização Mundial de Saúde

UNICEF: Fundo das Nações Unidas para a Infância

PAV: Programa Alargado de Imunização

DGSHP-SI: Direction Générale de la Santé et de l'Hygiène Publique-Section d'Immunisation (Direção-Geral da Saúde e da Higiene Pública - Secção de Imunização)

DRS: Direção Regional da Saúde (Direction Régionale de la Santé)

CSREF: Centro de Saúde de Referência

USTTB: Universidade de Ciências Técnicas e Tecnologias de Bamako

FMOS: Faculdade de Medicina e Estomatologia

BCG: Vacina contra a bactéria Bacille Calminte et Guérin

ᵉʳᵉVAR1: Vacina contra o sarampo 1 dose

VAR2: Segunda dose da vacina contra o sarampo

Penta: vacina pentavalente (difteria, tosse convulsa, hepatite, hemófilo e tétano)

AAV: Vacina anti-amarílica

PCV13: Vacina pneumocócica 13

ᵉʳᵉIPV1: Vacina inactivada contra a poliomielite 1 dose

IPV2: Segunda dose da vacina inactivada contra a poliomielite

Rotateq/Rotasiil: Vacina contra o rotavírus

IM: Intramuscular

MAPI: Manifestação Adversa Pós-Imunização

DTC: Diretor Técnico do Centro

ASACO: Associação de Saúde Comunitária

CAFO: Coordenação das Associações de Mulheres e das ONG

Índice

1   Introdução :

A imunização é reconhecida como uma das medidas mais eficazes para prevenir a mortalidade, a morbilidade e as complicações das doenças infecciosas nas crianças. [1]. A cobertura da imunização indica a proporção da população-alvo que recebeu as doses necessárias de uma vacina contra uma doença evitável [2]. É um indicador importante da saúde da população e um bom reflexo do grau de suscetibilidade às doenças evitáveis por vacinação [[3,4]. Pode também ser utilizada como um indicador para estudar os factores que influenciam o acesso aos serviços de saúde e as intervenções relacionadas com a vacinação, a fim de proporcionar um estudo rápido da melhoria ou deterioração dos serviços de saúde [[5]. Os níveis de cobertura da vacinação são necessários para atingir os objectivos de redução das doenças evitáveis pela vacinação, sendo essencial monitorizar as várias medidas de cobertura da vacinação numa base contínua [[6].

Os factores que influenciam a cobertura da vacinação raramente são medidos na população como um todo, mas sim em grupos específicos para os quais a vacinação é recomendada. [7]. Quando a cobertura é elevada, muitas crianças não são vacinadas, o que leva a complicações decorrentes de doenças infecciosas. Estima-se que, graças à vacinação, se evitam cerca de 3 milhões de mortes por ano em todo o mundo e que, todos os anos, também se evita que quase 750 000 crianças sofram de deficiências físicas, mentais ou neurológicas graves [7,8] .

Em maio de 1974, a Organização Mundial de Saúde (OMS) lançou um programa global de imunização, conhecido como Programa Alargado de Imunização (PAI), como uma das principais intervenções de saúde pública para prevenir a morbilidade e a mortalidade infantis. O objetivo do PAV é imunizar as crianças em todo o mundo para prevenir a doença e reduzir a incapacidade e a morte por doenças evitáveis por vacinação. [2,9].

A Visão Estratégica Global 2006-2015 e o Programa de Imunização para 2030, desenvolvidos pela OMS e pela UNICEF e adoptados na 56ª sessão do Comité Regional da OMS para África, prevê um mundo em que todas as crianças, adolescentes e adultos tenham acesso equitativo aos serviços de imunização. Recomenda também que se atinja uma taxa de cobertura nacional de imunização de pelo menos 95%. [10-12].

Em África, os estudos demonstraram que o estatuto de imunização, o local de nascimento e de residência da criança, a categoria de nascimento, o número de crianças na família e a educação das mães eram determinantes do estatuto de imunização das crianças [13-18].

Se estes factores determinantes do estado de vacinação não forem tidos em conta na conceção das estratégias e políticas de vacinação, os esforços envidados para atingir os objectivos de cobertura vacinal poderão ser anulados e, apesar da mobilização de numerosos recursos humanos, financeiros e materiais, as doenças evitáveis pela vacinação continuarão a fazer vítimas. [19].

No Mali, desde 2012, muitos factores têm influenciado a cobertura da imunização, apesar da implementação do Programa Alargado de Imunização (PAI), que estabelece uma meta de cobertura de imunização para todos os antigénios de rotina, incluindo a vitamina A, de pelo menos 95% a nível nacional, de acordo com o calendário de imunização [1,20,21].

O distrito sanitário de Mopti é o maior dos oito distritos da região de Mopti e, de acordo com os dados do distrito, a cobertura vacinal foi de :

- 2018: 100,41% BCG vs 89,97% VAR1, 109,48% Penta1 vs 91,19% Penta3 [22];

- 2019: 98,39% BCG contra 85,32% VAR1, 104,22% Penta1 contra 83,16% Penta3 [22][;

- **2020:** 94,55% BCG contra 77,78% VAR1 e 25,89% VAR2, 103,49% Penta1 contra 80,43% Penta3 [22].

Em 2021, o distrito viveu epidemias de sarampo, com 69 casos suspeitos e 35 casos positivos, 2 casos suspeitos de febre amarela e 11 casos de paralisia flácida aguda. O primeiro surto de casos ocorreu entre abril e junho, com 0 óbitos. [22].

Apesar destas epidemias e da cobertura vacinal, tanto quanto sabemos, não foi realizado nenhum estudo no distrito sanitário de Mopti para determinar os factores que influenciam a cobertura vacinal utilizando um método normalizado, ou as razões pelas quais as crianças não são vacinadas.

2   O quadro concetual de Lalonde:

Utilizámos este modelo de Lalonde como uma ferramenta analítica para explicar as relações entre as variáveis dependentes e independentes, a fim de obter uma compreensão global dos factores que influenciam a baixa cobertura da vacinação BCG, VAR1 e Penta3 no Distrito Sanitário de Mopti em 2021. [23].

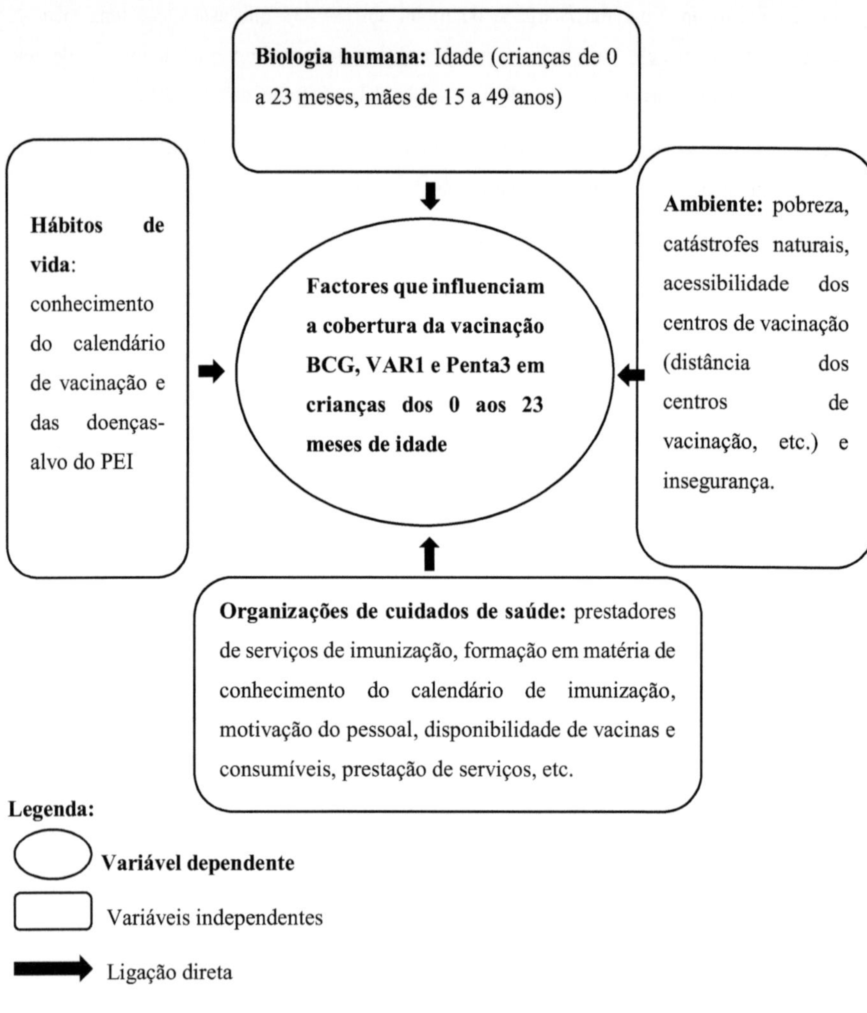

Figura 1: Quadro concetual dos factores que influenciam a cobertura vacinal das crianças dos 0 aos 23 meses de idade

Explicação do quadro concetual dos factores que influenciam a cobertura vacinal :

Os hábitos de vida incluem o conhecimento do calendário de vacinação e das doenças-alvo do PEI [24].

Biologia humana Idade (crianças dos 0 aos 23 meses, cuidadores ou mães de crianças dos 0 aos 23 meses e dos 15 aos 49 anos) [21].

O ambiente é constituído pela pobreza, as catástrofes naturais, a acessibilidade dos centros de vacinação e a insegurança. [25].

As organizações de cuidados de saúde são constituídas por prestadores de serviços de imunização, formação, motivação do pessoal de imunização, disponibilidade de vacinas e consumíveis, oferta de serviços de imunização [26].

Com base numa revisão da literatura, constatamos que os conhecimentos, as razões para não vacinar, a acessibilidade dos centros de vacinação, a pobreza, os serviços de saúde e a prestação de serviços de vacinação pelos profissionais de saúde são factores que podem ter uma influência direta na cobertura vacinal das crianças dos 0 aos 23 meses de idade [11,20,27].

3   Revistas documentais :

Efectuámos revisões da literatura para analisar e avaliar criticamente uma série de trabalhos. Estas ajudaram a demonstrar a validade do nosso projeto e a formular claramente a nossa questão de investigação.

3.1   Documentos do PEI da secção de imunização

3.1.1   Recapitulação histórica do IMR :

O Programa Alargado de Vacinação é gerido pela Secção de Imunização, uma sub-direção da Direção Geral de Saúde e Higiene Pública (DGSHP-SI).

Desde a sua criação, o programa evoluiu muito e apresenta atualmente três fases principais:

a. Fase 1 "a varredura": de 1986 a 1991

- Os alvos eram crianças dos 0 aos 6 anos e mulheres grávidas;

- As estratégias aplicadas foram tanto fixas como móveis;

b. Fase 2 "manutenção": 1992 a 1996

- Os alvos eram crianças dos 0 aos 23 meses, mulheres grávidas e mulheres em idade fértil;

- As estratégias eram fixas, avançadas e móveis;

c. Fase 3 "Consolidação": desde 1997

- Os alvos eram crianças de 0-11 meses, mulheres grávidas e mulheres em idade fértil;

- As estratégias eram fixas, avançadas e móveis

Serão introduzidas novas vacinas entre 2001 e 2021

- 2001: o advento da vacina contra a febre amarela.

- 2003: É introduzida a vacina contra a hepatite B

- Entre 2005 e 2007: É introduzida a vacina contra Haemophilus influenzae tipo B (Hib)/Pentavalente (DTP-HepB-Hib).

A introdução e algum reforço de certos antigénios serão definitivamente levados a cabo a partir da capital para o resto do país:

- Em 2005: Foi para a capital Bamako

- Em 2006: Foram as capitais regionais

- Em 2007: Foi para o resto do país

- 2011: Introdução da vacina pneumocócica (PCV-13)

Entre 2014 e 2015: A vacina contra a diarreia por rotavírus foi introduzida em duas fases:

- Em 2014: Foi para a capital Bamako,

- Em 2015: Foi para o resto do país

- 2016: Introdução da vacina inactivada contra a poliomielite (IPV)

- Em 2017: foi introduzida a vacina meningocócica A

- Em 2019: Foi introduzida a segunda dose de VAR

- 2021: Introdução da segunda dose de VPI

3.1.2 Doenças-alvo do PAV no Mali :

Apresentamos algumas doenças-alvo e a sua prevenção com vacinas para o grupo etário dos 0-23 meses no Mali.

Doenças-alvo	Vacinas
Tuberculose	BCG
Poliomielite	VPO, VPI
Difteria, Tétano, Tosse convulsa, Haemophilus influenza tipo b, Hepatite B	Penta (vacina combinada DTP-Hib-HepB)
Pneumonia	PCV-13
Diarreia por rotavírus	Rotateq/Rotasiil
Meningite meningocócica A	HomensA
Febre amarela	VAA
Sarampo	VAR

3.1.3 Calendário de vacinação das crianças dos 0 aos 23 meses de idade no Mali :

O calendário de vacinação atualizado do Mali para crianças com idades compreendidas entre os 0 e os 23 meses exige o reforço ou o prolongamento da imunidade conferida por várias vacinas e a administração de uma ou mais doses de reforço. Com o tempo, o nível de anticorpos no organismo diminui. O cumprimento do calendário de vacinação é muito importante e significa que também é necessário um reforço quando as mães faltam a uma consulta. Tudo o que tem de fazer é voltar ao calendário e completar as injecções. A duração da proteção conferida por uma vacina é variável. No que diz respeito à vacinação com as vacinas Penta, Pneumo, Rota e Poliomielite, a vacinação primária consiste em três injecções com um mês de intervalo e administradas durante o trimestre, tendo em conta que a vacinação da criança serve também para proteger outras pessoas [28,29].

IDADE	ANTIGÉNEOS	VIAS DE INJECÇÃO	SÍTIOS DE ADMINISTRAÇÃO
Nascimento	BCG + VOP 0	BCG = intradérmica Poliomielite = oral	Antebraço esquerdo
6 semanas	Penta1+VPO1+ Pneumo1+ Rota1	Penta = IM Pneumo : IM VPO, Rota = oral	1/3 médio da coxa anterolateral boca
10 semanas	Penta2+VPO2+ Pneumo2+ Rota2	Penta = IM Pneumo : IM VPO, Rota = oral	1/3 da coxa anterolateral média boca
14 semanas	Penta3+VPO3+ Pneumo3+ Rota3+ VPI 1	Penta = IM Pneumo : IM VPI : IM VPO, Rota = oral	1/3 da coxa anterolateral média boca

| 9 a 11 meses | VAR1+VAA+MenA+VPI2 | Subcutâneo/IM | Braço superior (deltoide) |
| 15 a 23 meses | VAR2 | Subcutâneo/IM | Braço superior (deltoide) |

3.2 Estudo da cobertura vacinal e factores associados

A vacinação continua a ser um meio de combater as doenças infantis mais mortais, sobretudo nos países em desenvolvimento. [7]. No Mali, a fraca cobertura vacinal contribui para a persistência destas doenças no país. O nosso estudo visou identificar os factores que influenciam a baixa cobertura vacinal no distrito sanitário de Mopti:

De acordo com Ba Pouth et al. Após duas epidemias de sarampo com uma taxa de vacinação completa de 69% de acordo com dados distritais. Foi realizado um estudo para determinar a cobertura vacinal e os factores associados à não conclusão da vacinação em crianças com idades compreendidas entre os 12 e os 23 meses no distrito sanitário de Djoungolo-Camarões em 2012. Os resultados mostraram que a cobertura vacinal foi de 64,3%, variando entre 85,7% para a BCG e 66,2% para a vacina contra o sarampo. Em conclusão, a cobertura da imunização no distrito ficou aquém dos objectivos, levando o investigador a fazer uma recomendação para reforçar a educação dos pais e reorganizar os serviços de imunização. [20].

De acordo com Francis et al, em 2017, foi realizada uma avaliação da cobertura vacinal e dos factores associados ao estado de imunização entre as crianças das zonas rurais de South Vellore, na Índia. Os resultados mostraram que 643 crianças incluídas, a cobertura vacinal de crianças com cartões de vacinação (n = 606), ou seja, 70,8% das crianças, tinham recebido todas as doses recomendadas de acordo com o calendário UIP. Em conclusão, verificou-se uma cobertura antigénica da UIP mais elevada e uma proporção mais elevada de crianças totalmente vacinadas do que o anteriormente relatado na região rural de Vellore. [27].

Segundo Sangaré et al. Um inquérito aos agregados familiares no distrito sanitário de Ségou, no Mali, em 2019, para determinar a concordância do estado de vacinação e os factores associados à vacinação incompleta, revelou que 18,46% das crianças estavam incompletamente vacinadas. As mães comunicaram corretamente o estado de vacinação dos seus filhos em 67,30% dos casos. Os resultados mostraram uma boa concordância em termos de estado de vacinação. Viver numa zona rural, falta de educação, falta de conhecimento das doenças-alvo do PAV, falta de conhecimento do calendário de vacinação e falta de conhecimento da importância da vacinação foram factores associados à vacinação incompleta das crianças. [11].

4 Questão de investigação:

Que factores influenciarão a cobertura vacinal das crianças dos 0 aos 23 meses de idade no distrito sanitário de Mopti em 2021?

5 Hipótese de investigação:

Os tempos de espera das mães no centro de vacinação, os longos tempos de espera para a vacinação e a não comparência das mães às sessões de vacinação são factores que influenciam a cobertura da vacinação BCG, VAR1 e Penta3 em crianças dos 0 aos 23 meses.

6 Objectivos:

6.1 Objetivo geral:

Estudar os factores que influenciam a baixa cobertura vacinal das crianças dos 0 aos 23 meses de idade no distrito sanitário de Mopti em 2021.

6.2 Objectivos específicos:

- Descrever a organização dos cuidados de saúde em termos de imunização no Distrito;
- Determinar as percepções das mães sobre o calendário de vacinação e as doenças-alvo do PAV;
- Determinar a taxa de cobertura vacinal das crianças de 0 a 23 meses no Distrito;
- Identificar os factores potenciais que influenciam a vacinação no distrito sanitário de Mopti em 2021.

7 Metodologia :

7.1 Enquadramento do estudo:

O distrito sanitário de Mopti é limitado a norte pelo distrito de Niafunké, a nordeste pelo distrito de Douentza, a noroeste pelo distrito de Youwarou, a oeste pelo distrito de Ténenkou, a leste pelo distrito de Bandiagara e a sul pelo distrito de Djénné.

Este estudo foi efectuado nos agregados familiares do distrito sanitário de Mopti, um dos oito da região de Mopti, compreendendo trinta zonas sanitárias de difícil acesso, três das quais não estão funcionais. [2]O distrito cobre uma superfície de 40 km, com uma população sanitária estimada em 535 224 pessoas em 2021. A população imunizada para as crianças de 0-11 meses e de 12-23 meses é de 21 409, e de 256 908 para os menores de 15 anos.

Cartografia do distrito de Mopti :

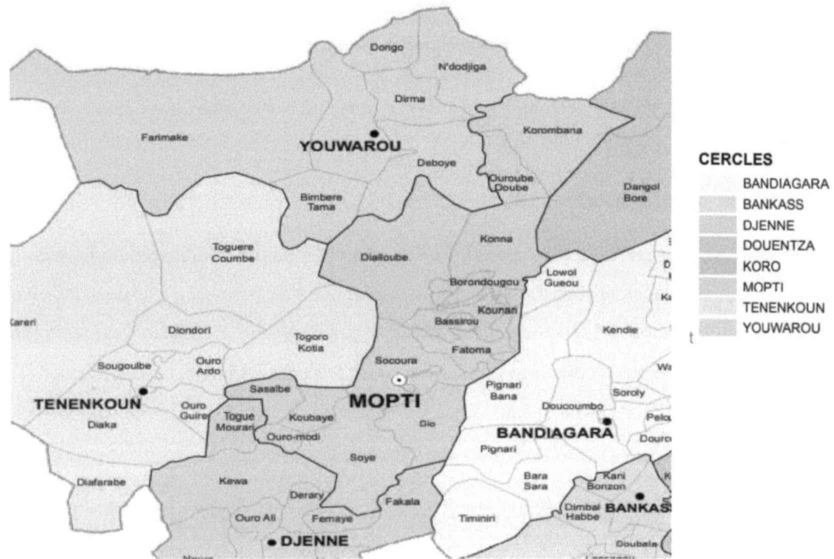

Legenda:

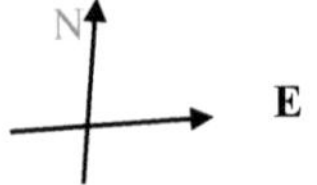

7.2 Tipo e período de estudo:

Realizámos um estudo transversal descritivo utilizando um inquérito aos agregados familiares baseado numa amostragem por conglomerados e entrevistas ao pessoal de saúde e às mães de crianças com idades compreendidas entre os 0 e os 23 meses, consultadas para efeitos de imunização. A recolha de dados teve lugar de 25 de novembro de 2021 a 30 de setembro de 2022.

7.3 População do estudo:

Para o inquérito aos agregados familiares, as mulheres com uma criança com menos de 24 meses foram seleccionadas para o inquérito por grupos.

A entrevista ao pessoal dizia respeito aos profissionais de saúde envolvidos nas actividades de imunização, e parte da entrevista também dizia respeito às mães das crianças vistas para imunização nos estabelecimentos inquiridos no momento da entrevista e às observações durante a imunização.

7.4 Desenho do estudo:

Este estudo foi efectuado em três fases. Durante a primeira fase, foi feita uma apresentação do protocolo ao Diretor Regional de Saúde de Mopti e ao seu pessoal, bem como a todos os chefes médicos dos oito distritos sanitários da região. Foi igualmente organizada no distrito de Mopti uma reunião que reuniu as autoridades sanitárias, os CDT, os presidentes da ASACO, os líderes comunitários, a CAFO e a imprensa para obter a aprovação da comunidade. A segunda fase consistiu em identificar o grupo-alvo a inquirir. A terceira fase foi marcada por um estudo dos próprios factores de influência.

7.4.1 Critérios de inclusão:

O estudo incluiu :

- Mães de crianças em idade fértil (15 - 49) e com uma criança com menos de 24 meses no Distrito Sanitário;
- Profissionais de saúde envolvidos em actividades de vacinação.

7.4.2 Critérios de não-inclusão:

O estudo excluiu :

- Mães com filhos no local ou com um último filho com mais de 24 meses;
- Recusa de consentimento para o estudo (mães de crianças com menos de 24 meses, profissionais de saúde).

7.5 Amostragem:

7.5.1 Processo de amostragem:

É utilizado um método de amostragem:

- Foi utilizado o método probabilístico para selecionar por conveniência as mães de crianças voluntárias que frequentam o serviço de vacinação,
- O método não probabilístico fundamentado para as observações das sessões de vacinação e para a conveniência dos responsáveis pela vacinação,
- O inquérito por conglomerado foi efectuado para o inquérito aos agregados familiares.

7.5.2 Tamanho da amostra:

A dimensão da amostra foi de 380 mães de crianças com idades compreendidas entre os 0 e os 23 meses, com uma margem de erro de 10% de um intervalo de confiança de 95% para um risco α= 5%, uma prevalência de 45% e calculada utilizando o Epi info versão 7.2.1.0. (30) ou a fórmula de Daniel SCHWART: **$n = z^2 \times p\,(1 - p) / m^2$ n = dimensão da amostra z = nível de** confiança
Inquirimos 5 vacinadores e observámos 5 sessões de vacinação.

7.6 Técnica de recolha de dados

Foram efectuadas entrevistas a mães de crianças dos 0 aos 23 meses de idade que frequentam o serviço de vacinação, a vacinadores e observações de sessões de vacinação.

7.7 Instrumentos de recolha de dados:

Foram elaborados dois questionários:

- Foi enviado um questionário às mães de crianças com idades compreendidas entre os 0 e os 23 meses. O questionário abrangia o perfil das mães, a situação vacinal das crianças, os conhecimentos das mães, a sua perceção da vacinação e as várias razões para a não vacinação;
- Foi enviado um questionário aos prestadores de serviços de vacinação sobre a organização dos serviços de vacinação.

O estudo começou com um pré-inquérito de dois dias para avaliar a viabilidade do inquérito, verificar a aceitabilidade e melhorar os instrumentos de recolha de dados. Foi identificado um supervisor. O supervisor e os entrevistadores receberam formação sobre a administração do questionário durante um dia.

Definição de variáveis :

A variável dependente foi os fatores que influenciam a baixa cobertura vacinal antígeno-específica (BCG, VAR1 e Penta3) de crianças de 0 a 23 meses de idade. Uma criança foi considerada totalmente vacinada se tivesse recebido todas as 06 doses das seguintes vacinas antes dos 24 meses de idade: BCG, Penta1, Penta2, Penta3, VAR1, VAA e VAR2, de acordo com o cartão de vacinação e/ou declaração da mãe. A cobertura vacinal por antigénio foi definida como o rácio entre o número de crianças dos 0 aos 23 meses que receberam este antigénio antes dos 24 meses e o número total de crianças dos 0 aos 23 meses inquiridas.

As variáveis independentes foram a biologia humana, o estilo de vida, a organização dos cuidados de saúde, o ambiente e os conhecimentos, atitudes e práticas das mães relativamente à vacinação.

7.8 Técnica de análise de dados:

Todos os dados do inquérito foram recolhidos em tablets utilizando a aplicação móvel Kobocollect e descarregados diariamente para a Direction Nationale de la Santé et de l'Hygiène Publique para processamento e validação. Foram depois importados para o software SPSS versão 25 (SPSS Inc., Chicago, IL). Os dados foram expressos como frequências para dados qualitativos e como mediana ou média e desvio padrão para dados quantitativos. A associação entre a vacinação e os factores de previsão (variáveis independentes) foi medida utilizando regressão logística univariada e multivariada. Foi considerado um nível de significância estatística de 5% para a análise univariada e também como um critério de entrada para o modelo stepwise multivariado. Odds ratios e intervalos de confiança (IC) de 95% são usados para medir o risco de não utilização da vacinação, e uma associação é significativa quando $p < 0,05$.

7.9 Considerações éticas:

O protocolo do estudo foi submetido à aprovação do Comité de Ética da Faculdade de Medicina e Odontostomatologia da USTTB antes da sua implementação.

Formulário de consentimento: As pessoas que desejem participar no estudo, bem como os pais ou tutores de crianças com menos de 24 meses de idade, devem assinar o formulário de consentimento.

O pessoal do estudo leu a ficha de informação e o formulário de consentimento e deu todas as explicações necessárias sobre estas fichas, com vista a uma melhor compreensão dos objectivos e procedimentos do estudo. Foi explicado ao pessoal do estudo com formação que a participação é voluntária e pode ser retirada em qualquer altura durante o estudo, e que o acesso aos cuidados de saúde não depende da participação no estudo. Só são incluídos os participantes que assinam o formulário de consentimento informado por escrito.

As impressões digitais do indicador esquerdo são consideradas um documento legal de consentimento no Mali, sendo por isso aceites em vez de uma assinatura para as pessoas analfabetas.

Todas as pessoas convidadas a participar em entrevistas aprofundadas com informadores-chave ou em grupos de discussão deram o seu consentimento verbal.

Confidencialidade: Nenhum participante no estudo foi identificado pelo nome em qualquer relatório ou publicação resultante da informação recolhida para o estudo. Todos os identificadores pessoais são removidos dos dados quando estes são introduzidos. Os formulários de recolha de dados são guardados numa área de armazenamento que respeita as boas práticas clínicas.

Riscos para os participantes: Não houve riscos de maior para os participantes em se inscreverem (ou não se inscreverem) neste estudo. As amas registadas gastaram cerca de 10 minutos extra a responder ao questionário.

Recolhemos informações sobre 280 mães ou encarregados de educação de crianças com idades compreendidas entre os 0 e os 23 meses, a fim de estudar os factores que influenciam a baixa cobertura vacinal, utilizando uma amostra mista. As frequências de crianças totalmente vacinadas foram de 26,4% (74/280), crianças incompletamente vacinadas 69,3% (194/280) e crianças nunca vacinadas 4,3% (12/280).

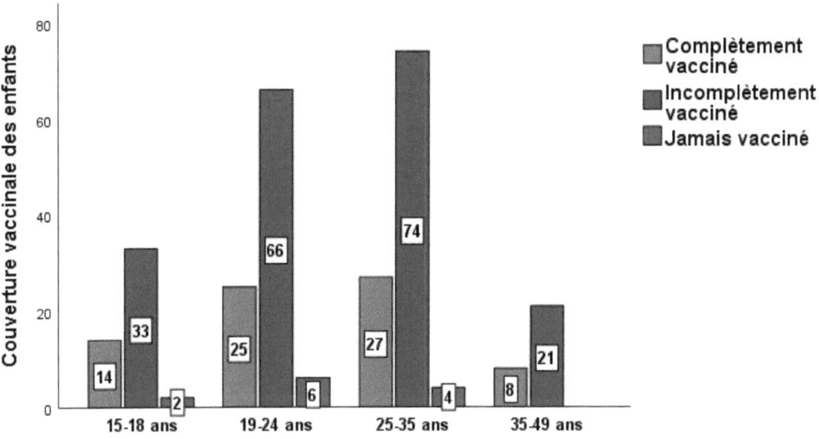

Figura 2: Taxa de cobertura da vacinação de crianças com idades compreendidas entre os 0 e os 23 meses, por grupo etário da mãe

Esta cobertura varia consoante o questionamento das mães ou das amas e a disponibilidade do cartão de vacinação. O grupo etário das mães com idades compreendidas entre os 25 e os 35 anos registou o maior número de crianças com vacinação incompleta (74), em comparação com (27) crianças com vacinação completa.

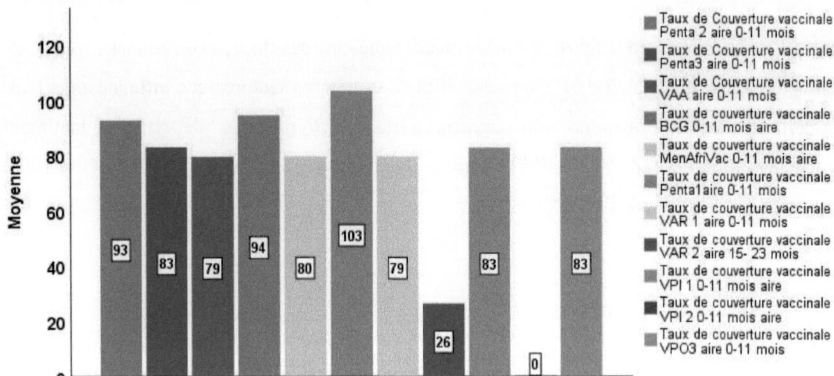

Figura 3: Taxa de cobertura da imunização específica de antigénios para crianças dos 0-23 meses de idade no distrito de Mopti em 2021, com base nos resultados e dados do inquérito

A cobertura vacinal específica por antigénio, de acordo com o cartão de vacinação e as declarações das mães/encarregados de educação, foi de : 94% (BCG), 103% (Penta1), 93% (Penta2), 83% (Penta3), 79% (VAR1), 26% (VAR2) e 79% (VAA).

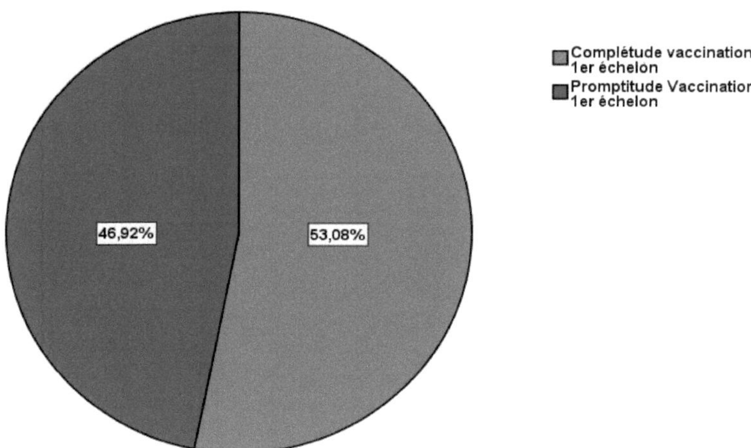

Figura 4: Exaustividade/correção da vacinação no distrito de Mopti em 2021

Em 2021, a exaustividade e a exatidão do distrito ficarão aquém do objetivo desejado de 100%.

Quadro 1: Características sócio-demográficas das mães ou amas

Variáveis		Número de trabalhadores (N)	Percentagem marginal
Idade da mãe ou da ama	15-18 anos	49	17,5
	19-24 anos de idade	97	34,6
	25-35 anos de idade	105	37,5
	35-49 anos	29	10,4
Nível de escolaridade da mãe ou do cuidador	Não	51	18,2
	Primário	121	43,2
	Secundário	97	34,6
	Superior	11	3,9
Profissão da mãe ou da pessoa que cuida de si	Artesão	5	1,8
	Outros	7	2,5
	Retalhista	75	26,8
	Produtor	3	1,1
	Estudante	18	6,4
	Estudante	3	1,1
	Empregada doméstica	169	60,4
Estado civil	Individual	5	1,8

| | Casado | 67 | 23,9 |
| | Vive com um parceiro | 208 | 74,3 |

Os grupos etários das mães com idades compreendidas entre os 25 e os 35 anos 105(37,5%) e os 19 e os 24 anos 97(34,6%) foram os mais representados, dos quais 121(43,2%) frequentavam o ensino básico e 97(34,6%) o ensino secundário; a profissão do agregado familiar 169(60,4%) foi dominante, dos quais 208(74,3%) viviam em casal.

Quadro 2: Características sócio-demográficas das crianças com idades compreendidas entre os 0 e os 23 meses

Variáveis		Número de trabalhadores (N)	Percentagem marginal
Grupos etários das crianças	0 - 11 meses	171	61,1
	12 - 23 meses	109	38,9
Estatuto das crianças	Feminino	142	50,7
	Masculino	138	49,3
Estado de vacinação da criança	Totalmente vacinado	74	26,4
	Vacinação incompleta	194	69,3
	Nunca foi vacinado	12	4,3

O grupo etário dos 0-11 meses foi o mais representado, com 171 (61,1%) contra 109 (38,92%) no grupo etário dos 12-23 meses, dos quais 142 (50,7%) eram do sexo feminino e 138 (49,3%) do sexo masculino.

Quadro 3: Situação da imunização das crianças em função do nível de escolaridade das mães

Variáveis		Estado de vacinação da criança		
		Totalmente vacinado	Vacinação incompleta	Nunca foi vacinado
Nível de escolaridade da mãe ou do cuidador	Não	6	38	7
	Primário	36	82	3
	Secundário	27	68	2
	Superior	5	6	0
Total		74	194	12

[a]Pearson chi^2 = 19,946 , p = 0,003. A maioria das nossas crianças, incluindo (82) crianças incompletamente vacinadas e (36) crianças totalmente vacinadas, nasceu de mães com o ensino primário, em comparação com (7) crianças nunca vacinadas nascidas de mães sem escolaridade.

Quadro 4: Avaliação da vacinação pelas mães ou amas

Variáveis		Número de trabalha dores (N)	Percentagem marginal
Grupos etários das mães ou amas	15-18 anos	49	17,5
	19-24 anos de idade	97	34,6
	25-35 anos de idade	105	37,5
	35-49 anos	29	10,4
Conhecimentos das mães sobre a vacinação das crianças	Contra a doença	273	97,5
	Não sei	7	2,5
Os benefícios da vacinação	A vacinação é gratuita	22	7,8
	A vacinação é uma coisa boa	82	29,3
	A vacinação protege as crianças	176	62,9
Fontes de informação sobre vacinação	Centro de saúde	140	52,0
	Mesquita/Igreja	69	24,6
	Mercados/vizinhos	71	23,4

A maioria das mães, 280 (97,5%), sabia por que razão as crianças deviam ser vacinadas e sobre o Programa Alargado de Vacinação, apenas 7 (2,5%) não sabiam, e 62,9% conheciam os benefícios. A mesquita/igreja foi a principal fonte de informação (24,6%) nas zonas rurais, em comparação com 52,0% do centro de saúde, seguida dos mercados/vizinhos (23,4%) com um intervalo de confiança (IC) de 95% para um risco α de 0,05.

Quadro 5: Taxa de conclusão para crianças dos 0 aos 23 meses no distrito de Mopti

Variáveis		Número de trabalhad ores (N)	Percentagem marginal
Estado de vacinação da criança	Totalmente vacinado	74	26,4
	Vacinação incompleta	194	69,3
	Nunca foi vacinado	12	4,3
Disponibilidade do cartão de vacinação	Não	12	4,3
	Sim	268	95,7
Criança vacinada (pelo menos uma dose)	Não	12	4,3
	Sim	268	95,7
De acordo com o cartão	Não	12	4,3
	Sim	268	95,7
De acordo com o cartão + declarações das mães/encarregados de educação	Não	12	4,3
	Sim	268	95,7

De acordo com o cartão de vacinação e as declarações das mães/responsáveis, 74 (26,4%) foram totalmente vacinadas, 194 (69,3%) foram parcialmente vacinadas e 12 (4,3%) não foram vacinadas.

Quadro 6: Cobertura vacinal por estado de vacinação

Variáveis		Número de trabalhadores (N)	Percentagem marginal
Cobertura vacinal	Totalmente vacinado	74	26,4
	Vacinação incompleta	194	69,3
	Nunca foi vacinado	12	4,3

A maioria das crianças, 194 (69,3%), tinha sido vacinada de forma incompleta, em comparação com 12 (4,3%) que nunca tinham sido vacinadas. 95% CI para um risco α de 0,05.

Quadro 7: Factores associados à vacinação incompleta em função da idade

Variáveis		Número de trabalhad ores (N)	Percentag em marginal
Tempos de espera no centro de vacinação	1-2h	28	10,0
	2-3h	192	68,6
	3-4h	49	17,5
	menos 1 hora	9	3,2
	mais de 4 horas	2	0,7
Não comparência a determinadas sessões de vacinação	Medo de injecções	10	3,6
	Constrangimentos familiares	79	28,2
	Linha longa	100	35,7
	Localização demasiado longa	11	3,9
	Falta de dinheiro	7	2,5
	Falta de tempo	17	6,1
	Receção deficiente	32	11,4
	Falta de transporte	12	4,3
	Problemas familiares	12	4,3
Cobertura vacinal	Totalmente vacinado	74	26,4
	Vacinação incompleta	194	69,3
	Nunca foi vacinado	12	4,3

A maioria das mães ou babás 192 (68,6%) passou de 2 a 3 horas esperando pelo serviço de vacinação; 100 mães (35,7%) perderam algumas sessões de vacinação por causa das filas e foram fatores de proteção contra a não vacinação ou vacinação incompleta com um IC 95% para um risco α de 0,05.

9 Discussão:

9.1 Limites do estudo:

O estudo foi efectuado nas sete áreas urbanas de saúde; as restantes áreas também foram excluídas devido à crescente insegurança. Este facto pode ser uma limitação importante para a generalização dos resultados deste estudo. Também pode haver um viés de memória; as mães podem não se lembrar de todas as informações. No entanto, o estudo revelou uma baixa cobertura vacinal em duas cidades onde o acesso às unidades de saúde é fácil para a maioria dos residentes. Noutros contextos, as dificuldades de acesso aos serviços de vacinação constituíram obstáculos à vacinação. [1].

9.2 Integralidade da vacinação:

Nosso estudo encontrou uma taxa de integridade da vacina de 53,08% e uma taxa de prontidão de 46,92% no distrito de saúde de Mopti em 2021, com 4,3% das crianças não vacinadas. Embora este resultado seja inferior aos dados distritais (69%), registamos uma melhoria em comparação com os resultados do EDS-V (45% em Bamako em 2018). [30]. No entanto, o objetivo de cobertura distrital de 95% não foi atingido, com exceção de Penta1, que está bem acima do objetivo. Existe portanto um risco elevado de epidemia das doenças visadas no distrito. A taxa de posse do cartão de vacinação foi de 95,7%. Este resultado está de acordo com a maioria dos inquéritos de cobertura vacinal efectuados em Bamako e Ségou, no Mali [[10,11,24e em África [1,20]. Sensibilizar e reforçar a obrigação de apresentar o cartão de vacinação antes de inscrever uma criança no infantário poderia melhorar a taxa de posse dos cartões de vacinação pelos pais.

9.3 Taxa de cobertura vacinal das crianças dos 0 aos 23 meses de idade, por grupo etário da mãe:

A cobertura varia consoante o questionamento das mães ou das amas e a disponibilidade de cartões de vacinação. O grupo etário das mães com idades compreendidas entre os 25 e os 35 anos regista o maior número de crianças incompletamente vacinadas (74), em comparação com (27) crianças totalmente vacinadas. Esta cobertura representa uma ameaça para a imunidade colectiva das crianças e para o controlo das doenças-alvo no distrito. Os factores associados à vacinação incompleta destas crianças foram identificados e devem ser implementadas estratégias específicas para os atingir.

9.4   Estado de imunização das crianças de acordo com o nível de escolaridade das mães

A maioria das nossas crianças, incluindo (82) crianças com vacinação incompleta e (36) crianças com vacinação completa, nasceu de mães com o ensino primário, em comparação com (7) crianças nunca vacinadas nascidas de mães sem escolaridade.

9.5   Factores associados à vacinação incompleta das crianças :

Os tempos de espera de mais de 1 hora no centro de vacinação, as faltas às sessões de vacinação e a escassez de consumíveis e doses de vacina foram factores cientificamente associados à vacinação incompleta de crianças dos 0 aos 23 meses. [20].

9.5.1   Tempo de espera no centro de vacinação superior a 1 hora :

Este fator está ligado à organização do posto e da sessão de vacinação. Já tinha sido identificado no inquérito de cobertura vacinal de 2012 nos Camarões [20] como a principal causa de não vacinação das crianças.

9.5.2   Não comparência a determinadas sessões de vacinação:

Este fator deve-se aos longos tempos de espera, ao mau acolhimento, à distância, sem esquecer a falta de transporte e os constrangimentos familiares.

9.5.3   Falta de consumíveis e de doses de vacinas:

Este fator está também associado a uma má estimativa das necessidades ou das necessidades não satisfeitas da Direção Regional de Saúde (DRS) para o Centro de Saúde de Referência (CSREF) e para a área da saúde.

10 Conclusão:

A cobertura vacinal no distrito sanitário de Mopti em 2021 está abaixo do objetivo. Foram identificadas áreas de saúde com crianças que nunca foram vacinadas.

Os tempos de espera de mais de 1 hora no centro de vacinação, as sessões de vacinação perdidas e a falta de consumíveis e doses de vacina foram factores que levaram a vacinações incompletas em crianças dos 0 aos 23 meses de idade.

Com base nos resultados do nosso estudo, fazemos as seguintes recomendações para ajudar a melhorar a saúde das crianças dos 0 aos 23 meses de idade:

Departamento Regional de Saúde de Mopti:

o Evitar pausas frequentes para antigénios

o Efetuar encomendas semestrais para todos os Distritos, tendo em conta as existências de reserva,

o Realizar as encomendas dos distritos em função dos seus níveis de stock,

o Dotar os Distritos de uma boa capacidade de armazenamento de antigénios.

No distrito sanitário de Mopti :

o Evitar pausas frequentes para a utilização de antigénios,

o Efetuar encomendas trimestrais para todas as áreas da saúde, tendo em conta o stock de reserva,

o Dar resposta às encomendas das áreas da saúde com base na sua população-alvo de vacinas.

Zonas sanitárias distritais:

o Efetuar encomendas mensais com base na população-alvo mensal, tendo em conta o stock de reserva,

o Utilizar os meios de comunicação social, os líderes religiosos e os maridos para sensibilizar as mães de crianças dos 0 aos 23 meses para continuarem a frequentar os serviços de vacinação,

o Assegurar que os profissionais de saúde respeitem a divisão de tarefas, a fim de melhorar a comunicação com as mães de crianças dos 0 aos 23 meses,

o Prestação de cuidados de saúde iguais e equitativos em termos de vacinação.

Aos parceiros nos domínios da saúde :

o Reforçar a capacidade dos prestadores de cuidados de saúde no domínio da vacinação e da educação das mães,

o Reforçar a capacidade dos prestadores de cuidados de saúde para reorganizar os cuidados de saúde em termos de imunização.

12 Referências

1. Félicitée N, Hermann ND, Andreas C, Evelyn M, Guy W, Michel M, et al. Determinantes e razões para a vacinação não completa de crianças hospitalizadas em dois hospitais pediátricos de referência em Yaoundé. 2018;19:8.

2. Faingezicht I, Avila-Aguerro ML, Cervantes Y, Fourneau M, Clemens SAC. Vacinação primária e de reforço com a vacina pentavalente DTPw-HB/Hib em crianças da Costa Rica que receberam uma dose de nascimento da vacina contra a hepatite B. Rev Panam Salud Pública. outubro de 2002;12:247-57.

3. Bos E, Batson A. Using Immunization Coverage Rates for Monitoring Health Sector Performance: Measurement and Interpretation Issues [Utilizar as taxas de cobertura de imunização para monitorizar o desempenho do sector da saúde: questões de medição e interpretação]. Acedido em 13/03/2022 às 11:16:53 [Internet]. Washington, DC: Banco Mundial; 2000 Aug [cited 13 Mar 2022]. Disponível em: https://openknowledge.worldbank.org/handle/10986/13800

4. Id H. Factores associados à cobertura vacinal contra o sarampo na Académie de Grenoble: comparação entre zonas com baixa cobertura vacinal e zonas com elevada cobertura vacinal em 2013. : 59.

5. Cohn A, Schuchat A. Cobertura de vacinação - uma visão geral | ScienceDirect Topics [Internet]. [Citado em 27 de março de 2022]. Disponível em: https://www-sciencedirect-com.translate.goog/topics/medicine-and-dentistry/vaccination-coverage?_x_tr_sl=en&_x_tr_tl=fr&_x_tr_hl=fr&_x_tr_pto=sc

6. K D. Problemas de cobertura adequada de penta-3 em crianças de 0-11 meses no Centro de Saúde Comunitário e Universitário de Konobougou, Mali. Mali Santé Publique. 20 de abril de 2021;10(02):70-5.

7. Odusanya OO, Alufohai JE, Meurice FP, Clemens R, Ahonkhai VI. Avaliação a curto prazo de um programa de imunização rural na Nigéria. J Natl Med Assoc. Feb 2003;95(2):175-9.

8. Dimitri FY. Memoire Online - Etude des facteurs de réticence et de résistance à la vaccination anti-poliomyélite chez les populations de la commune de ZOGBODOMEY - Fabrice Dimitri Togla YEMADJE. Acedido em 09/01/2022 às 12:42:57 [Internet]. Memoire Online. [Citado em 9 Jan 2022]. Disponível em: https://www.memoireonline.com/06/09/2149/m_Etude-des-facteurs-de-reticence-et-de-resistance--la-vaccination-anti-poliomyelite-chez-les-populat0.html

9. Diop D, Sanicas M. Inovações em vacinologia: desafios e perspectivas para África. Pan Afr Med J. 25 de abril de 2017;26:235.

10. Tounkara M. Evaluation de la couverture vaccinale chez les enfants âgés de 12 à 23 mois et les mères d'enfants âgés de 0 à 11 mois en commune I du district de Bamako en 2019 [Internet] [Tese]. Université des Sciences, des Techniques et des Technologies de Bamako; 2020 [citado 13 nov 2021]. Disponível em: https://www.bibliosante.ml/handle/123456789/4021

11. Sangaré S, Sangho O, Doumbia L, Marker H, Sarro YDS, Dolo H, et al. Concordância do estado de vacinação e factores associados à vacinação incompleta: um inquérito domiciliário no distrito sanitário de Segou, Mali, 2019. Pan Afr Med J. 2021;40:102.

12 Saliou P. Vacinação e desenvolvimento na África subsaariana - Académie nationale de médecine | Une institution dans son temps [Internet]. [Citado em 13 de março de 2022]. Disponível em: https://www.academie-medecine.fr/vaccination-et-developpement-en-afrique-sub-saharienne/

13 Douba A, Aka LBN, Yao GHA, Zengbé-Acray P, Akani BC, Konan N. Factores sociodemográficos associados à vacinação incompleta de crianças com idades compreendidas entre os 12 e os 59 meses em seis países da África Ocidental. Saúde Pública (Bucur). 31 Dez 2015;27(5):723-32.

14 Decouttere C, De Boeck K, Vandaele N. Avanço dos objetivos de desenvolvimento sustentável por meio da imunização: uma revisão da literatura. Glob Health. 26 de agosto de 2021;17:95.

15 Duru CB, Iwu AC, Uwakwe KA, Diwe KC, Merenu IA, Emerole CA, et al. Avaliação do estado de imunização, cobertura e factores determinantes em crianças com menos de 5 anos de idade em Owerri, Estado de Imo, Nigéria. OALib. 2016;03(06):1-17.

16 Maina LC, Karanja S, Kombich J. Cobertura de imunização e seus determinantes entre crianças de 12 a 23 meses numa área periurbana do Quénia. Pan Afr Med J. 2013;14:3.

17. Islam T, Mandal S, Chouhan P. Influência de factores sociodemográficos na cobertura da vacinação completa entre crianças de 12-23 meses: um estudo no contexto indiano (2015-2016). Hum Vaccines Immunother. 2 de dezembro de 2021;17(12):5226-34.

18 Oku A, Oyo-Ita A, Glenton C, Fretheim A, Ames H, Muloliwa A, et al. Percepções e experiências das estratégias de comunicação da vacinação infantil entre os prestadores de cuidados e os profissionais de saúde na Nigéria: um estudo qualitativo. Ortiz JR, editor. PLOS ONE. 8 de novembro de 2017;12(11):e0186733.

19 Bourne PA, Kerr-Campbell MD. Determinants of self-rated private health insurance coverage in Jamaica. Health (N Y). 2010;02(06):541-50.

20. Ba Pouth SFB, Kazambu D, Delissaint D, Kobela M. Cobertura vacinal e factores associados à não-completude da vacina em crianças com idades compreendidas entre os 12 e os 23 meses no distrito sanitário de Djoungolo-Camarões em 2012. Pan Afr Med J. 4 de fevereiro de 2014;17:91.

21 Kaboré A, Bachir GA, Ibrahim AS, Hervé H, Pauline Y. Prevalência e factores associados à perda de oportunidades de vacinação (MVOs) em Niamey, Níger. 2021;5.

22 Kirk K, McClair TL, Dakouo SP, Abuya T, Sripad P. Introduction of digital reporting platform to integrate community-level data into health information systems is feasible and acceptable among various community health stakeholders: A mixed-methods pilot study in Mopti, Mali. Acedido em 13/03/2022 às 13:09:31. J Glob Health. 11:07003.

23 Kaplan A, Botha ME, Dewey J, Shields P. Conceptual framework. In: Wikipedia [Internet]. 2020 [citado 22 set 2022]. Disponível em:

https://fr.wikipedia.org/w/index.php?title=Cadre_conceptuel&oldid=178144527. Acedido em 22/09/2022 às 18h28.

24 Cissé YB. Estudo dos factores que influenciam a qualidade da vacinação das crianças de 0-11 meses no distrito sanitário da comuna VI: caso do centro de saúde comunitário de Yirimadio. Acedido em 27/03/2022 às 11:34:51 [Internet] [Tese]. Université des Sciences, des Techniques et des Technologies de Bamako; 2020 [citado 27 de março de 2022]. Disponível em: https://www.bibliosante.ml/handle/123456789/3796

25 Carine PMR. Mestrado profissional em demografia. : 166.

26 Gupta PK, Pore P, Patil U. Evaluation of Immunization Coverage in the Rural Area of Pune, Maharashtra, Using the 30 Cluster Sampling Technique (Avaliação da Cobertura da Imunização na Zona Rural de Pune, Maharashtra, Utilizando a Técnica de Amostragem por Conjuntos). J Fam Med Prim Care. 2013;2(1):50-4.

27. Francis MR, Nuorti JP, Kompithra RZ, Larson H, Balraj V, Kang G, et al. Cobertura vacinal e factores associados à vacinação infantil de rotina na zona rural de Vellore, sul da Índia, 2017. Vacina. 21 de maio de 2019;37(23):3078-87.

28. UNICEF. Calendário de imunização para crianças de 0-11 meses [Internet]. [Citado em 22 de setembro de 2022]. Disponível em: https://www.unicef.org/drcongo/calendrier-vaccinal-enfants-rdc. Acedido em 22/09/2022 às 18h50.

29 Giorgetta J. Vaccines in children: dates, reminders, mandatory [Internet]. [Citado 22 Set 2022]. Disponível em: https://sante.journaldesfemmes.fr/fiches-sante-du-quotidien/2540958-vaccins-enfant-dates-rappels-obligatoires-calendrier/Consulté em 22/09/2022 às 18h53.

30 INSTAT. Mali - Inquérito Demográfico e de Saúde 2018. Recuperado 27/03.2022 às 20:54:39 [Internet]. [Citado em 27 de março de 2022]. Disponível em: https://microdata.worldbank.org/index.php/catalog/3526

13.1 Formulário de consentimento de inscrição no Mali

Departamento de Ensino e Investigação em Saúde Pública

Título do projeto de investigação: Estudo dos factores que influenciam a baixa cobertura vacinal das crianças dos 0 aos 11 meses e dos 12 aos 23 meses no distrito sanitário de Mopti em 2021 Investigador principal (Mali) Dr. Seydou Amadou TRAORE

Número de protocolo FMPOS: N°.../.../CE/FMPOS

Localização: Distrito Sanitário de Mopti e arredores, Mali, África Ocidental

Apelido e nome próprio do participante: _______________________________________

Número de identificação do recenseamento do participante (se disponível):

____

Ficha de informação

Objetivo do projeto de estudo

Estudo dos factores que influenciam a baixa cobertura vacinal das crianças dos 0 aos 11 meses e dos 12 aos 23 meses no Distrito Sanitário de Mopti em 2021

O que deve saber sobre este estudo

A imunização é reconhecida como uma das medidas mais eficazes para prevenir a mortalidade, a morbilidade e as complicações das doenças infecciosas nas crianças. (3). A cobertura vacinal indica a proporção da população-alvo que recebeu as doses necessárias de uma vacina contra uma doença evitável (2). É um indicador importante da saúde da população e um bom reflexo do grau de suscetibilidade às doenças evitáveis por vacinação (3,4). Pode também ser utilizada como indicador para estudar os factores que influenciam o acesso aos serviços de saúde e as intervenções relacionadas com a vacinação, a fim de proporcionar um estudo rápido da melhoria ou deterioração dos serviços de saúde. Uma vez que são necessários níveis elevados de cobertura vacinal para atingir os objectivos de redução das doenças evitáveis por vacinação, é essencial monitorizar continuamente diferentes medidas de cobertura vacinal.

Sabemos que os factores que influenciam a cobertura da vacinação raramente são medidos na população como um todo, mas sim em grupos específicos onde a vacinação é recomendada. Quando a cobertura é elevada, muitas crianças não são vacinadas, o que leva a complicações decorrentes de doenças infecciosas. Estima-se que, graças à vacinação, são evitadas cerca de 3 milhões de mortes por ano em todo o mundo e que, todos os anos, a vacinação evita também que quase 750 000 crianças sofram de deficiências físicas, mentais ou neurológicas graves (7,8).

Porque pedimos a sua participação

- ➢ Se for o caso, pode participar no estudo agora:
  - Mães ou responsáveis por crianças dos 0 aos 23 meses de idade, profissionais de saúde que trabalham no domínio da vacinação.
  - Residente conhecido do distrito ou da zona sanitária de Mopti.
- ➢ Não pode participar neste estudo se
  - Ter uma doença que possa afetar a sua compreensão do estudo
  - Ter uma doença que possa afetar a sua segurança e os seus direitos como participante neste estudo ou que o impossibilite de participar no estudo.

Procedimentos do estudo

Se concordar, pode participar no estudo e será então incluído.

Riscos e incómodos

A participação no estudo ocupará algum tempo, cerca de 30 mm.

Alternativa à participação no estudo: é não participar neste estudo.

Benefícios

Não receberá qualquer benefício direto por participar no estudo, como compensação financeira ou material. A sua participação no estudo é importante e ajudará os investigadores a compreender como os factores influenciam a cobertura vacinal das crianças dos 0 aos 23 meses de idade.

Compensação: Não receberá qualquer pagamento pelo tempo de estudo perdido.

Número de pessoas no estudo

Cinco profissionais de saúde e 140 mães com idades compreendidas entre os 0 e os 23 meses serão incluídos no estudo.

Confidencialidade

Manteremos a sua informação de saúde confidencial. Todos os ficheiros que contenham informações susceptíveis de o identificar serão guardados em armários fechados à chave, mas informações como a sua idade e sexo podem ser fornecidas aos investigadores.

As pessoas responsáveis por garantir que a investigação é realizada corretamente podem consultar o seu processo de estudo.

Estudos futuros

Outros investigadores podem desejar consultar os nossos ficheiros de investigação armazenados. No caso de futuras necessidades de investigação, os ficheiros ser-lhes-ão disponibilizados, sem qualquer informação que incrimine a sua vida privada.

Pessoa a contactar em caso de necessidade

Se necessitar de mais informações após o estudo, contacte a equipa do estudo. O investigador principal será contactado: Dr. Seydou Amadou TRAORE (Tel: +223 74093122).

Pode também contactar um membro do Comité de Ética da Faculdade de Medicina em

Mahamadou DIAKITE, (Cell: 76 23 11 91) para responder a quaisquer perguntas que possa ter sobre a participação neste estudo e os seus direitos como participante na investigação.

Formulário de consentimento

Confirmo que li as informações fornecidas no formulário de informação relativo ao estudo supramencionado. Tive a oportunidade de colocar questões sobre este estudo e recebi respostas satisfatórias. Compreendo as condições de participação e os incómodos e benefícios associados à minha participação neste estudo.

Compreendo que a minha participação é voluntária e que posso decidir, a qualquer momento, deixar de responder às perguntas do presente inquérito sem qualquer penalização.

Eu, abaixo assinado, declaro que concordo voluntariamente em participar neste estudo.

Nome completo do

participante____

Signature/fingerprint of participant____

Nome completo da pessoa que administra a autorização_________________________________

Assinatura da pessoa que administra a autorização_____________________________________

Data e local

13.2 Ficha de inquérito :

Questionário para vacinadores

Nome do

inquirido:..

Cargo ocupado pelo

inquirido:...

Data do inquérito:..

Estabelecimento de

saúde:... **I-**

Conhecimentos dos trabalhadores sobre a vacinação

P. 01 Quais são as doenças-alvo do IMR?

Tuberculose/__/ Difteria/__/ Tosse convulsa/__/ Tétano/__/ Poliomielite/__/

Sarampo/__/ Febre amarela/__/ Hepatite B/__/ Infeção por Haemophilus b/__/

Q. 02 Com que idade é que as crianças devem receber as seguintes vacinas do PEI?

BCG/VPO0 ________Nascimento Penta1, VPO1, PCV13 1, Rota1__________6 semanas

Penta2, VPO2, PCV13 2, Rota2 ______10 semanas Penta3, VPO3, PCV13 3, Rota3, VPI1

____14 semanas VAR1, VAA MenAfrvac, VPI2__________9-11 meses VAR2__________ 15-

23 meses

P. 03 Quais são as contra-indicações para as vacinas PAV?

....

....

Q. 04 Sabe o que são acontecimentos adversos pós-vacinação (E.A.A.P.)

?

Q. 05 Febre pós-injeção /__/ Inchaço local pós-injeção /__/ Vermelhidão local pós-injeção

/__/ Dor local pós-injeção /__/ Abcesso no local de injeção /__/ Linfadenite induzida por

BCG /__/ Nada /__/

P. 06 Dá as seguintes informações às mães ou às pessoas que cuidam das crianças?

Possíveis efeitos secundários das vacinas Sim /__/ Não /__/ Às vezes /_/

O que fazer em caso de MAPI Sim /__/ não /__/ Às vezes /_/

Data da próxima consulta Sim /__/ Não /__/ Às vezes /_/

Q. 07 Em caso afirmativo, que explicações dá às mães sobre a necessidade de continuar

a vacinação: ....

....

Q. 08 Em caso afirmativo, que informações dá às mães sobre os possíveis efeitos secundários das vacinas: ....

....

P. 09 Em caso de MAPI, o que é que faria?

Tranquilizar a mãe /_/ Tranquilizar e tomar conta da criança/_/ Não fazer nada/_/

Q. 10 Como define as oportunidades perdidas?

....

....

Q. 11 Como se define um caso de abundância?...

....

Q. 12 Como define uma criança correcta e totalmente vacinada?.................

....

....

II - **Gestão** do programa

P. 13 Recebeu formação sobre o IMR?

Formação formal /__/ Formação no local de trabalho /__/

P. 14 Recebeu formação nos seguintes domínios do IMR?

Gestão das vacinas e do material de injeção Sim /__/ Não /__/

Armazenamento e manuseamento das vacinas Sim /__/ Não /__/

Logística e manutenção da cadeia de frio Sim /__/ Não /__/

Vigilância das doenças-alvo do PEI Sim /__/ Não /__/

Segurança das injecções e M.A.P.I. Sim /__/ Não /__/

IEC e mobilização social no âmbito do PAV Sim /__/ Não /__/

Controlo do PAI Sim /__/ Não /__/

Técnicas de vacinação Sim /__/ Não /__/

P. 15 Quantas supervisões do IMR recebeu em 2021? _________ supervisão

P. 16 Estabelece objectivos de cobertura vacinal para este centro? Sim /_/ Não /_/

P. 17 Pode calcular a cobertura da vacinação neste centro?

Em caso afirmativo, dispõe de um gráfico para monitorizar esta situação?   Sim /_/ Não /_/

P. 18 Em caso negativo, porquê?   Não sei calcular /_/ Outro /_/ Sem resposta /_/

Q. 19 Pode estimar as necessidades de vacinas do centro? Sim /_/ Não /_/

P. 20 Em caso afirmativo, que método utiliza para calcular as necessidades de vacinas do centro? Por consumo anterior /__/ Por fórmula da população-alvo /__/ Outro a especificar /_/

P. 21 Com que frequência se abastece de vacinas?

Número: .... por semana / mês / trimestre

P. 22 Dispõe de materiais para a recolha de dados do PEI? Sim /_/ Não /_/

P. 23 Em caso afirmativo, que meios de comunicação utiliza?

Registo de vacinação /_/ Ficha de existências de vacinas /_/ Caderno de encomendas de vacinas

/_/ livro do movimento das vacinas /_/

P. 24 A sua atividade cessará em 2021?   Sim /_/ Não /_/

P. 25 Em caso afirmativo, quais são as causas desta cessação de atividade?

Ausência de vacina /_/ Quebra da cadeia de frio /_/ Período de greve dos funcionários públicos /_/

Outros a especificar /_/

P. 26 Organiza sessões de mobilização social para apoiar o PAI? Sim /_/ Não /_/

Q. 27 Em caso afirmativo, quantas sessões organiza por mês? ....

P. 28 Que medidas tomou para aumentar a cobertura da vacinação?

Reduzir as desistências, as oportunidades perdidas e procurar pessoas que se perderam /_/

Sensibilização das mães /_/ Não fazer nada /_/

P. 29 Na sua opinião, os vacinadores estão motivados? Sim /__/ Não /__/

P. 30 Que sugestões daria para incentivar (motivar) os vacinadores?

Reforçar o pessoal /__/ Atribuir um bónus especial à vacinação /__/

Aumentar os salários dos agentes /__/ Felicitar os agentes /__/

Formar o pessoal /__/ Reforçar o equipamento de vacinação /__/

Número e assinatura do investigador :

Questionário para mães de crianças dos 0 aos 23 meses de idade

Centro de saúde:... Data do inquérito:...

I- Identificação das mães

Q. 31 Idade da mãe: 15 - 18 anos /__/ 19 - 24 anos /__/ 25 - 35 anos /__/ 35 - 49 anos /__/

Q. 32 Nível de instrução da mãe: Nenhum /_/ Primário /_/ Secundário /_/ Ensino superior /_/

Q. 33 Profissão da mãe: Aluna /_/ Estudante /_/ Agricultora /_/ Dona de casa /_/ Lojista /_/ Artesã /_/ Outra /_/

Q. 34 Estado civil :

Solteiro /_/ Vive com um parceiro /_/ Viúvo /_/ Divorciado /_/ Casado /_/

Q. 35 Nome completo da criança: ....

Q. 36 Idade da criança em meses: ....

Q. 37 Idade em meses /_/

Q. 38 Estado de vacinação da criança:

Completamente vacinado /_/ Incompletamente vacinado /_/ Nunca vacinado /_/

Se possível, confirmar o estado de vacinação através do registo de vacinação ou dos locais de injeção.

Q. 39 Se nunca foi vacinado, quais são as razões? ....

....

....

II- Qualidade dos serviços de vacinação

P. 40 Onde é que vai para se vacinar? Centro de saúde /_/ Noutro lugar /_/

Q. 41 Se vacinar noutro local, quais são as razões?

....

P. 42 Como é que acha que os vacinadores foram recebidos?

Bom /_/ aceitável /_/ Mau /_/

Q. 43 Justifique a sua resposta:

....

....

Q. 44 Quanto tempo é que passa no centro de vacinação antes de ser vacinado?

Vacinado? < 1 h /_/ 1 - 2 h /_/ 2 - 3 h /_/ 3 - 4 h /_/ > 4 h /_/

Q. 45 Como avalia o tempo de espera no serviço de vacinação?

Normal/aceitável /_/ longo /_/ outro /_/

Q. 46 Se outro, especificar:

....

Q. 47 Os vacinadores dizem-lhe contra que doenças estão a vacinar o seu filho? Sim /_/ Não
/_/ Às vezes /_/

P. 48 Durante as sessões de vacinação, os vacinadores falam consigo sobre

Por vezes, podem ocorrer reacções adversas a esta vacina?

Sim /_/ Não /_/ Às vezes /_/

P. 49 Os vacinadores dizem-lhe quando deve voltar para o resto da vacinação?

Vacinação? Sim /_/ Não /_/ Às vezes /_/ Outra /_/

Q. 50 Os dias de vacinação do centro são convenientes para si?

Sim /_/ Não /_/ Nem sempre /_/ Outro/_/ especificar:..

Q. 51 Se outra, especificar: ....

Q. 52 Os horários de vacinação no centro são convenientes para si?

Sim /_/ Não /_/ Nem sempre /_/ Outro /_/ a especificar :...

Q. 53 Se outra, especificar:

....

P. 54 Alguma vez se deslocou ao centro de vacinação e regressou a casa?

Sem poder ser vacinado?

Sim /_/ Não /_/ Às vezes /_/ Outro /_/ especificar:...

Q. 55 Se outro, especificar: ....

....

P. 56 Em caso afirmativo, quais são as razões?

Ausência de vacinas /_/ Ausência do vacinador /_/ Má receção /_/Outros /_/

III- Conhecimentos das mães sobre a vacinação

P. 57 Como é que as crianças são vacinadas?

Contra doenças /__/ Não sabe /___/ Outro a especificar /___/

P. 58 Pensa que as doenças podem ser prevenidas pela medicina tradicional?

Sim /_/ Não /_/

Q. 59 A vacinação pode ser prejudicial para a saúde do seu filho? Sim /__/ Não /__/

P. 60 Se sim, como?

....

....

Q. 61 Na sua opinião, quais são os benefícios da vacinação?

A vacinação protege as crianças /_/ É uma coisa boa /_/ É grátis /_/

Já não adoecemos ou adoecemos menos /_/ Outro /_/ especificar ....

P. 62 O que é que limita a vacinação para si?

Picada /_/ seus custos indirectos /_/ rumores /_/ introdução em

o corpo uma substância estranha /_/ os seus efeitos secundários /_/ o tempo de espera /_/ outro

/_/ por favor

especifique:...

IV- Acessibilidade geográfica para as mães de crianças com idades compreendidas entre os 0 e os 23 meses

Q. 63 Como classifica a distância entre a sua casa e o centro onde se desloca habitualmente para vacinar? Longa /_/ Não longa /_/Aceitável/_/Outra /_/

Q. 64 Se outra, especifique:

....

Q. 65 A distância é um problema para si para chegar ao centro?

Vacinação?   Sim /_/ Não /_/ Às vezes /_/ Outra/_/

Q. 66 Se outro, especificar:

....

Q. 67 Quanto é que gasta em média quando vacina uma criança?

Nada /_/ < 200 FCFA /_/ 200-500FCFA /_/ 500- 1000 FCFA /_/ > 1000 CFA /_/

Q. 68 É suportável para si?   Sim /___/ Não /___/

P. 69 Na sua opinião, quais são as razões que o levam a faltar a certas sessões?

Vacinação? Falta de tempo /_/ Restrições domésticas /_/ Falta de meios de transporte /_/

Medo das injecções /_/ Não sou avisado /_/ Mau acolhimento /_/ Fila de espera demasiado

longa /_/ Muitas vezes o agente não está presente /_/ Ignora a necessidade de vacinação /_/

Localização demasiado longe /_/ Problema familiar /_/

Q. 70 Como é que soube da vacinação?

Centro de saúde /___/ Autoridades administrativas /___/ Rádio /___/ Imprensa escrita /___/

Televisão /___/ Mercado/vizinhos /___/ Marido /___/ Filhos /___/ Cartazes /___/ Faixas /___/

Igreja/Mesquita /___/ Chefes tradicionais /___/ Voluntário da Cruz Vermelha /___/

Professores/Escola /___/Não sei /___/

P. 71 O que é que sugere para que as crianças sejam vacinadas regularmente?

....

....

P. 72 O que é que sugere para incentivar (motivar) os vacinadores?

....

....

....

13.3 Gráfico de Gantt

Actividades	Data de início	Data final	novembro de 2021	dezembro de 2021	Jan. 2022	Fev. 2022	março de 2022	abril de 2022	maio de 2022	junho de 2022	julho de 2022	agosto de 2022	setembro de 2022
Repositório de revisões da literatura	25/11/ 2021	25/11/ 2021	█										
Apresentação da metodologia	25/12/ 2021	25/12/ 2021		█									
erDepósito 1 Projeto de	25/01/ 2022	25/01/ 2022			█								

Atividade	Data início	Data fim	1	2	3	4	5	6	7	8	9	10	11
protocolo					■								
Apresentação do segundo projeto de protocolo	25/02/2022	25/02/2022				■							
Validação do protocolo	25/03/2022	25/03/2022					■						
Inquéritos de campo	27/03/2022	31/05/2022					■	■	■				
Análise de dados	01/06/2022	30/06/2022								■			
Correção da memória	01/07/2022	15/08/2022									■	■	
Validação da memória	16/08/2022	31/08/2022										■	
Defesa da	01/09/2022	30/09/2022											■

disserta ção													

13.4 Orçamento :

Designações	Unidade	Número de dias	Quantidade	Preço por unidade	Total
Formação de investigadores					
Formadores	2	2	4	50000	200000
Investigadores	3	5	15	20000	300000
Diretor	1	2	2	25000	50000
Manobra	1	2	2	15000	30000
Total					580000
Consumíveis					
Bloco de notas	3	1	3	1500	4500
Bic	3	1	3	100	300
Camisas com abas	3	1	3	1000	3000
Smartphones/Kobocollect	3	1	3	60000	180000
Resmas de papel	1	1	1	4000	4000
Kit de ligação	1	1	1	30000	30000
Total					221800
Aluguer de quartos					
Mesas e bancos	8	2	16	40000	640000
Manutenção	1	2	2	10000	20000
Total					660000
Restauração					
Pausa para café	8	2	16	2500	40000
Pausa para almoço	8	2	16	2500	40000
Água potável	12	2	24	3250	78000
Água	24	2	48	8000	384000
Total					542000
Total geral					**2003800**

Aprovámos este orçamento em dois milhões de euros.

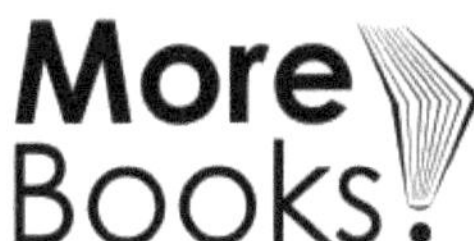

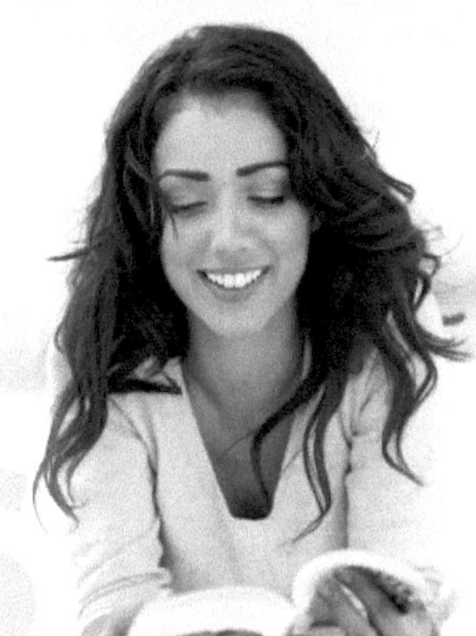

I want morebooks!

Buy your books fast and straightforward online - at one of world's fastest growing online book stores! Environmentally sound due to Print-on-Demand technologies.

Buy your books online at
www.morebooks.shop

Compre os seus livros mais rápido e diretamente na internet, em uma das livrarias on-line com o maior crescimento no mundo! Produção que protege o meio ambiente através das tecnologias de impressão sob demanda.

Compre os seus livros on-line em
www.morebooks.shop

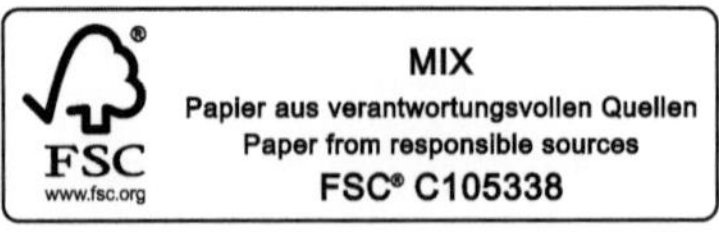
MIX
Papier aus verantwortungsvollen Quellen
Paper from responsible sources
FSC® C105338
FSC
www.fsc.org

Printed by Books on Demand GmbH, Norderstedt / Germany